BEI GRIN MACHT SICH IHR WISSEN BEZAHLT

- Wir veröffentlichen Ihre Hausarbeit, Bachelor- und Masterarbeit

- Ihr eigenes eBook und Buch - weltweit in allen wichtigen Shops

- Verdienen Sie an jedem Verkauf

Jetzt bei www.GRIN.com hochladen und kostenlos publizieren

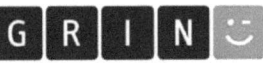

Bibliografische Information der Deutschen Nationalbibliothek:

Die Deutsche Bibliothek verzeichnet diese Publikation in der Deutschen National-bibliografie; detaillierte bibliografische Daten sind im Internet über http://dnb.d-nb.de/ abrufbar.

Impressum:

Copyright © 2018 GRIN Verlag
Druck und Bindung: Books on Demand GmbH, Norderstedt Germany
ISBN: 9783346152701

Dieses Buch bei GRIN:

https://www.grin.com/document/539627

Robin Scharfenberg

Möglichkeiten der Angehörigenintegration auf einer Intensivstation und deren Umsetzung in Deutschland

GRIN Verlag

GRIN - Your knowledge has value

Der GRIN Verlag publiziert seit 1998 wissenschaftliche Arbeiten von Studenten, Hochschullehrern und anderen Akademikern als eBook und gedrucktes Buch. Die Verlagswebsite www.grin.com ist die ideale Plattform zur Veröffentlichung von Hausarbeiten, Abschlussarbeiten, wissenschaftlichen Aufsätzen, Dissertationen und Fachbüchern.

Besuchen Sie uns im Internet:

http://www.grin.com/

http://www.facebook.com/grincom

http://www.twitter.com/grin_com

Akkon Hochschule für Humanwissenschaften Berlin

Studiengang: Pädagogik im Gesundheitswesen

Modul 1: Wissenschaftliches Arbeiten

Semester: WS 2016/2017

Hausarbeit

Möglichkeiten der Angehörigenintegration auf einer Intensivstation und deren Umsetzung in Deutschland

---

Robin Scharfenberg

Zusammenfassung

Das Ziel der vorliegenden Hausarbeit war es, die Möglichkeiten der Angehörigenintegration auf einer Intensivstation aufzuzeigen sowie deren bisherige Umsetzung auf deutschen Intensivstationen darzulegen. Neben der Betreuung der Patienten sind es die Angehörigen, die im pflegerischen Fokus stehen. Die zunehmende Professionalisierung der Intensivpflegekräfte, die Verknappung zeitlicher Ressourcen sowie das Nichtvorhandensein von Konzepten oder Leitlinien erschweren die Bemühungen um die Integration und Begleitung von Angehörigen. Im Ergebnis zeigt sich, dass Konzepte zur Familienkonferenz oder dem aktiven Angehörigentelefonat bisher keinen oder nur geringen Zugang auf deutschen Intensivstationen gefunden haben, während Empfehlungen zur angehörigenfreundlichen baulichen Ausstattung durchaus umgesetzt und Konzepte des Intensivtagebuchs oder der Informationsbroschüre bereits implementiert sind.

Inhaltsverzeichnis

Abkürzungsverzeichnis

AACPR   Anwesenheit von Angehörigen während der kardiopulmonalen Reanimation

DIVI   Deutsche Interdisziplinäre Vereinigung für Intensiv- und Notfallmedizin

Tabellenverzeichnis

1 Einleitung

Die essentielle Bedeutung der Angehörigen für den Genesungsprozess ist den behandelnden Pflegekräften und Ärzten seit Langem bewusst. Gemäß einer Umfrage des Deutschen Krankenhaus Instituts e.V., veröffentlicht im Krankenhausbarometer 2007, gehören Patientenzufriedenheit, eine hohe Qualität der Leistungserbringung sowie ein gutes Image der Einrichtung zu den drei wichtigsten Unternehmenszielen von Krankenhäusern in Deutschland (Blum, Offermanns & Perner, 2007, S. 6). Dahingehend ist eine bedürfnisorientierte und vernünftige Betreuung auch von Angehörigen notwendig. Dies ist zum einen zur Gewährleistung einer ganzheitlichen Versorgung der Patienten, zum anderen aus Image- und Marketingaspekten in Betracht zu ziehen. (Bless, 2008, S. 523). Jedoch sind die Pflegekräfte – bedingt durch die zunehmende Spezialisierung, Technologisierung und Ökonomisierung - in verstärkten Maße gezwungen, ihre tägliche Arbeit auf den Patienten zu fokussieren, um den anspruchsvollen pflegerischen Aufgaben gerecht werden zu können (Kornberg, 2015, S. 93). Laut dem Pflegethermometer 2012 sind fast 86 % der Intensivpflegenden für die Regulierung der Insulingabe, nahezu 85 % für die kurzzeitige Steuerung der Katecholamintherapie und fast 91 % für die Einstellung der Sedierung zuständig. Diese Tätigkeiten standen bis vor wenigen Jahren noch in ärztlicher Verantwortung. Die Folge der beschriebenen Professionalisierung der Intensivpflege verschärft die an sich schon begrenzten zeitlichen und personellen Ressourcen. (Isfort, Weidner & Gehlen, 2012). Trotz dieser Gegebenheiten zeigt sich ein hohes Interesse und Bedürfnis der Intensivpflegenden in Bezug auf die Begleitung von Angehörigen. Dies zeigt sich in einer Umfrage im Jahr 2005 von 1497 Intensivpflegekräften aus insgesamt 240 unterschiedlichen Weiterbildungsstätten für Intensivpflege in Deutschland. 50,7 % der Befragten halten die Anwesenheit von Angehörigen auf Intensivstationen für „sehr wichtig" und 41,9 % für „wichtig". Lediglich 6,6 % der Befragten antworten „weniger wichtig" sowie 0,8 % „gar nicht wichtig". (Abt-Zegelin, Juchems, Laible & Mayer, 2006). In der gleichen Befragung kommt zum Vorschein, dass 52,2 % angeben, dass es keine Leitlinien gibt, die Pflegende bei der Begleitung von Angehörigen unterstützen.

In der Fachliteratur gibt es eine Vielzahl von Artikeln zu Möglichkeiten und Ideen der Integration von Angehörigen auf der Intensivstation. Die Hausarbeit gibt einen Überblick über eben diese und versucht herauszufinden, inwiefern eine Umsetzung in Deutschland bereits gelungen ist. Aus diesen Aspekten heraus wird folgende Fragestellung für die Hausarbeit formuliert: Welche Rahmenbedingungen und Konzepte zur Integration von Angehörigen auf einer Intensivstation gibt es und wie gelingt die Umsetzung auf Intensivstationen in Deutschland?

In der vorliegenden Hausarbeit beziehen sich Begriffe wie „Patient" oder „Arzt" explizit auf Personen jeglichen Geschlechts.

2 Theoretischer Hintergrund

2.1 Die Intensivstation

Als Einstieg in das Thema und zum besseren Verständnis der in der Einleitung beschriebenen Problematik wird die Intensivstation als Arbeitsfeld vorgestellt. Aspekte zur Geschichte der Intensivmedizin komplettieren dies.

2.1.1 Setting Intensivstation

Die Deutsche Interdisziplinäre Vereinigung für Intensiv- und Notfallmedizin (DIVI) beschreibt eine Intensivstation als „personell speziell besetzte und ausgestattete Station, in der die medizinische Versorgung kritisch kranker Patienten gewährleistet wird." Darüber hinaus ist der „kritisch kranke Patient charakterisiert durch die lebensbedrohlichen Störungen eines oder mehrerer Organsysteme: Herz, Kreislauffunktion, Atemfunktion, zentrales Nervensystem, neuromuskuläre Funktion, Niere, Leber, Gastrointestinaltrakt, Stoffwechsel, Störungen der Temperaturregulation." (Jorch et al., 2010, S. 5). Die Patienten werden mit speziellen Maßnahmen überwacht, behandelt und gepflegt. Die Überwachung bezieht sich auf frisch Operierte und Schwerkranke bis zur Überwindung der lebensbedrohlichen Phase. Die Behandlung bezieht sich auf die Wiederherstellung oder Aufrechterhaltung der vitalen Funktionen. (Rest, 2006, S. 261).

Eine hochentwickelte Technologie in der Intensivmedizin ist von großer Bedeutung. Zur Unterstützung von kritisch kranken Patienten werden verschiedene Gerätetypen eingesetzt. Auf Grund ihrer Funktion lassen sie sich in Kategorien einteilen. Dies sind zum einen Geräte zur Unterstützung der Körperfunktionen, z.B. Beatmungs,- Infusions- und Druck-entlastungsgeräte, zum anderen Geräte zur Überwachung des Patienten, wie EKG- oder Blutdruckmonitore. Computer, die in die Versorgungs- und Überwachungssysteme integriert werden, entlasten die Pflegenden und perfektionieren die maschinelle Versorgung. Die Pflegekräfte auf einer Intensivstation sind ein wesentlicher Bestandteil der Technologie. Sie interagieren sowohl mit dem Patienten als auch mit der ihn umgebenden Technologie. Intensivpflegende müssen eine Balance zwischen der Sicherstellung einer optimalen, patientenunterstützenden Funktion der Apparate einerseits und einer pflegerischen Betreuung andererseits erreichen, um Patienten und Angehörige bei der Bewältigung der sie umgebenden Technologie zu unterstützen. Die Pflegekräfte müssen ihre Kenntnisse und Fertigkeiten ständig anpassen, um ihrer Kompetenz sowohl in der Bedienung der Maschinen als auch in der Betreuung der ihnen anvertrauten Menschen zu bewahren. (Millar & Burnard, 2002, S.127 ff.).

2.1.2 Geschichte der Intensivmedizin

Die Intensivmedizin hat eine lange Geschichte, wobei sich die Hauptphasen der Entwicklung auf spezifische Zeitpunkte konzentrieren. Vermutlich erwähnte erstmals Florence Nightingale

1859 in ihrem Krankenhaus die Form der Intensivmedizin mit folgenden Worten: „Es ist nicht ungewöhnlich, dass die kleinen Landkrankenhäuser eine Nische oder einen kleinen Raum haben, der aus dem Operationssaal führt, in dem Patienten bleiben, bis sie sich völlig oder zumindest von den unmittelbaren Auswirkungen der Operation erholt haben." (Millar & Burnard, 2002, S. 40). Den eigentlichen Ursprung hat die Intensivmedizin am John-Hopkins-Hospital in Baltimore und an der Universitätsklinik Tübingen in den 1920er- und 1930er-Jahren. Dort kam man zur Erkenntnis, dass die kontinuierliche Überwachung der Vitalfunktionen frisch operierter Patienten einen entscheidenden Einfluss auf die Prognose hat. Daraufhin wurden gezielt Bereiche moderner und technischer Ausstattung und speziell ausgebildetem Personal geschaffen. In den 1940er-Jahren erfuhr die Intensivmedizin einen Aufschwung durch die Einrichtung der ersten Intensivstation zur Behandlung Brandverletzter sowie durch die maschinelle Überdruckbeatmung. Die Beatmungsgeräte wurden zunächst in Dänemark, am Rigshospital in Kopenhagen, eingesetzt und verbreiteten sich dann in ganz Europa und Nordamerika.

Die erste deutsche Intensivbehandlungsstation wurde 1957 an der Freien Universität Berlin im Westend-Krankenhaus von G. Neuhaus und K. Ibe als Beatmungszentrum gegründet. Ab Mitte der 1960er-Jahre verfügt nahezu jede größere deutsche Klinik über eine eigene Intensivstation. Dieser Einsatz der hochspezialisierten Behandlungseinheiten machte viele medizinische Entwicklungen wie z.B. in der Herzchirurgie oder Transplantationsmedizin möglich. (Walle, 2004, S. 156 ff.).

Heute verfügt jede Akutklinik über mindestens eine interdisziplinäre Intensivstation. In den meisten großen Krankenhäusern existieren eine internistische und eine operativ-anästhesiologische Intensiveinheit, in den Universitätskliniken und großen Schwerpunkt-krankenhäusern zumeist zusätzliche Spezialbereiche, wie bspw. ein Brandverletztenzentrum.

2.1.3 Zahlen und Fakten

Die Bedeutung der Intensivtherapie in Deutschland ist in den vergangenen Jahren stetig gewachsen. Es sind dabei sowohl steigende Fallzahlen als auch die Zunahme an intensivmedizinischer sowie komplexer Behandlung zu verzeichnen. Ferner wurden in den Krankenhäusern zusätzliche Kapazitäten in der Intensivtherapie geschaffen. (Isfort et al., 2012, S. 77). Die Zahl der allgemeinen Krankenhäuser, die ausgewiesene Betten für die intensivmedizinische Versorgung vorhalten, sank hingegen zwischen 2002 und 2016 um 13,25 % (von 1.351 auf 1.172). Somit ist auch eine Konzentration der Intensivtherapie auf weniger Krankenhäuser zu beobachten. Einen Anstieg verzeichnen jedoch die Behandlungsfälle auf Intensivstationen. Die Daten aus der Krankenhausstatistik des Bundes zeigen für die allgemeinen Krankenhäuser im Jahr 2016 insgesamt 2.162.221 Behandlungsfälle mit intensivmedizinischer Versorgung. Im Vergleich zu 2002 stieg die Zahl der behandelten Patienten um 261.322. Ebenso wurde die Anzahl der auf den Intensivstationen vorhandenen

Betten erhöht. In der Summe wurden im Jahr 2016 insgesamt 27.609 Intensivbetten für die Versorgung vorgehalten. Das sind im Vergleich zu 2002 zusätzliche 4661 Betten. (Isfort et al., 2012, S. 7, Statistisches Bundesamt 2017, S. 76).

2.2 Der Intensivpatient

Laut der DIVI ist der Intensivpatient „ein Patient, dessen Erkrankungs- und/oder Verletzungsfolgen die Behandlung und Überwachung mit den Mitteln der Intensivmedizin unter Verwendung der Möglichkeiten invasiver Diagnose- und Therapieverfahren und deren Monitoring bei lebensbedrohlichem Versagen eines oder mehrerer Organsysteme erfordert." (Genzwürker & Ellinger, 2005, S. 16).

Diese Definition bildet natürlich nicht ab, welchen massiven Einschnitt der Aufenthalt eines Patienten auf einer Intensivstation für dessen Leben bedeutet. Patienten erleben die Aufnahme auf eine Intensivstation als Krise. Die Behandlung stellt eine lebensbedrohliche Situation dar. Sie werden abrupt aus ihrem gewohnten Alltag herausgerissen und mit Schmerzen, Ängsten und Beeinträchtigungen der physischen und psychischen Fähigkeiten konfrontiert. Die Aufnahme auf eine Intensivstation ist mit dem Verlust des Erwachsenseins - Autonomie und Unabhängigkeit – verbunden und der Patient begibt sich in die Abhängigkeit fremder Autoritäten. Die Patienten werden von ihren Bezugspersonen getrennt, fühlen sich ausgeliefert und alleingelassen. Durch permanente Unruhe und Beleuchtung, diverse monotone Geräusche, invasive Prozeduren und eingeschränktem Blickfeld leiden Patienten oft unter einer Reizüberflutung. Dies hat wiederum Veränderungen der Wahrnehmungsfähigkeit zur Folge. Ein gestörter Tag-Nacht-Rhythmus sowie Orientierungsprobleme, vor allem zeitlich und örtlich, sind häufig auftretende Phänomene auf einer Intensivstation. (Metzing & Osarek, 2000, S. 246).

2.3 Die Angehörigen

Hinter fast jedem der Patienten steht ein Verbund von Menschen, welche ihm nahe stehen und sich um ihn sorgen. Sobald jemand auf die Intensivstation eingeliefert wird, sind die Angehörigen zugegen. Deshalb gehören sie nicht zuletzt häufig zum Alltagsbild einer Intensivstation. Angehörige haben einen außergewöhnlichen Stellenwert für die Patienten.

2.3.1 Definition Angehörige

Der Begriff „Angehörige" wird je nach Fachgebiet auf ganz unterschiedliche Art und Weise definiert. Im Strafrecht versteht man unter einem Angehörigen „Verwandte und Verschwägerte gerader Linie, den Ehegatten, den Lebenspartner, den Verlobten, auch im Sinne des Lebenspartnerschaftsgesetzes, Geschwister, Ehegatten oder Lebenspartner der Geschwister, Geschwister der Ehegatten oder Lebenspartner, Pflegeeltern, Pflegekinder". Im bürgerlichen Recht ist das „tatsächliche persönliche Verhältnis, nicht der Grad der Verwandtschaft" maßgeblich. (Gabler Wirtschaftslexikon, o.J.).

4

Für die Pflege wird der Begriff „Angehörige" wie folgt beschrieben: „Als Angehörige werden all jene Personen bezeichnet, die sich in einer vertrauten, häufig auch verpflichtenden Nähe zum Patienten befinden und somit neben Familien, Familienangehörigen auch Lebensgefährten, Freunde oder Personen aus dem Lebensumfeld sein können." (Harm & Hoschek, 2015, S. 57). Zur Abgrenzung von dem juristischen Begriffsverständnis wird in der vorliegenden Hausarbeit diese Definition genutzt, die Angehörige nicht nur auf die familiäre Ebene beschränkt. Des Weiteren gilt: „Als angehörig gilt, wen der Patient als angehörig bezeichnet, wer ihm nahe steht. Wichtig ist also die emotionale Qualität, die der Patient einer Beziehung beimisst, und nicht die juristische Relevanz." (Kanton Zürich, o.J.).

2.3.2 Bedeutung der Angehörigen

Auf einer Intensivstation sind Angehörige von existentieller Bedeutung für den Patienten. Trotz einer individuellen und ganzheitlichen Pflege und Betreuung der Patienten sind es die Angehörigen, die in erster Linien emotionale Beteiligung, Berührung und Trost vermitteln können. Die Stärkung des Lebenswillens durch die emotionalen Kontakte mit nahestehenden Menschen ist eine unverzichtbare Ressource für den Patienten. (Burholt, 2010, S. 198) Sobald Angehörige in die Versorgung der Patienten einbezogen sind, geben sie dem Patienten ein Gefühl von Normalität und vermitteln Sicherheit. Angehörige sind die einzige Verbindung der Patienten ins „normale" Leben. (Bartel, 2007, S. 9) Angehörige vermitteln Geborgenheit und Vertrauen in einem Ausmaß, zu dem Pflegende auf Grund ihrer Fremdheit nicht in der Lage sind. Angehörige sind die wichtigsten Vertrauenspersonen eines Patienten und für das behandelnde Team ein wesentlicher Schlüssel für Informationen über den Patienten vor dem Aufenthalt. (Metzing & Osarek, 2000, S. 247).

2.3.3 Bedürfnisse der Angehörigen

Eine ernsthafte Krankheit oder Verletzung wirkt sich nicht nur auf den Patienten, sondern auch auf dessen Angehörige aus. Das oft lebensbedrohliche Ereignis stellt für sie einen stressauslösenden Faktor dar. Es gibt wissenschaftlich fundierte Möglichkeiten die Bedürfnisse von Angehörigen zu ermitteln und einzuschätzen. Molter hat 1979 im Rahmen einer Studie herausgefunden, welche persönlichen Bedürfnisse Angehörige auf der Intensiv-station empfinden. Die zehn wichtigsten Bedürfnisse lauten:

- Das Gefühl haben, dass Hoffnung besteht.
- Das Gefühl haben, dass sich das Personal um den Patienten kümmert.
- Einen Warteraum in der Nähe des Patienten zu haben.
- Bei jeder Änderung im Gesundheitszustand des Patienten angerufen zu werden.
- Die Prognose zu kennen.
- Auf Fragen eine ehrliche Antwort zu erhalten.
- Einzelheiten bezüglich des Fortschritts des Patienten zu erkennen.
- Einmal am Tag Informationen über den Patienten zu erhalten.

- Erläuterungen in verständlicher Form zu erhalten.
- Den Patienten häufig sehen zu können. (Millar & Burnard, 2002, S. 288 ff.).

1986 publizierten die Pflegewissenschaftlerinnen Molter und Leske in den USA den von ihnen entwickelten Critical Care Family Needs Inventory-Fragebogen. Dies ist ein Messinstrument zur Erforschung von Bedürfnissen von Angehörigen. Es handelt sich hierbei um einen auf einer Studie zugrundeliegenden Fragebogen. Dieser enthält 45 Bedürfnisaussagen, welche von „sehr wichtig" bis „nicht wichtig" eingeschätzt werden. Die Bedürfnisse werden dabei anhand von fünf Dimensionen geordnet. Diese sind:

- Zuversicht
- Information
- Nähe zum kranken Familienmitglied
- Unterstützung
- Persönlicher Komfort

(Kornberg, 2015, S. 94).

Angehörige von Intensivpatienten haben ein ausgeprägtes Bedürfnis nach Zusicherung und Sicherheit. Sie benötigen ehrliche und verständliche Aussagen und Prognosen, aber auch die Gewissheit, dass ihr Angehöriger die bestmögliche Behandlung erhält. Ein weiterer entscheidender Punkt ist die Vermittlung von Hoffnung – denn nur mit dem Glauben an eine Zukunft für und mit dem schwerkranken Menschen kann diese Krise durchgestanden werden. Nur mit Hilfe ehrlicher und objektiver Informationen ist es den Angehörigen möglich, den Zustand ihres Familienmitgliedes klar zu beurteilen. Sie sind von den Informationen des Behandlungsteams abhängig. Daher ist es wichtig, dass die zahlreichen medizinischen Geräte, Medikamente und Maßnahmen erläutert und Veränderung zeitnah und in Ruhe mitgeteilt werden. Angehörige möchten in der Nähe des Patienten sein. Sie möchten ihrem Familienmitglied physische Nähe und Unterstützung geben. Bei ihrem Angehörigen finden sie Trost und haben die Möglichkeit Veränderung des Zustands möglichst zeitnah mitzuerleben. Des Weiteren möchten sich viele Angehörige an der Pflege beteiligen, um dem Patienten Zuneigung und Sicherheit zu vermitteln. Der Kontakt der Angehörigen zu den Pflegenden und Ärzten ist äußerst wichtig. Angehörige brauchen zum einen das Gefühl willkommen zu sein, zum anderen aber auch die Sicherheit ihre Sorgen und Ängste äußern zu können. Jedoch sind viele Angehörige auf Grund der Überforderung und Unsicherheit nicht fähig, Trost und Unterstützung zu suchen und einzufordern. Außerdem ist Ehrlichkeit und Freundlichkeit des gesamten behandelnden Teams für die Angehörigen von erheblicher Bedeutung. (Burholt, 2010, S. 198 ff.).

2.3.4 Gesetzliche Rahmenbedingungen

Maßnahmen der Angehörigenbetreuung, wie Anleitung oder Beratung, sind in zahlreichen Gesetzten und Regelwerken verankert: in den Ausbildungsgesetzen der Alten- und

Krankenpflege, im Pflegeversicherungs- und Krankenversicherungsgesetz sowie in den Nationalen Expertenstandards in der Pflege. (Büker, 2015, S. 18 ff.).

Im § 3 des Krankenpflegegesetzes vom 16.07.2003 werden Beratung und Anleitung von Angehörigen explizit als Aufgaben der Pflege definiert. Dazu gehört „die eigenverantwortliche Beratung, Anleitung und Unterstützung von zu pflegenden Menschen" und – dies ist hierbei das Wesentliche – „ihrer Bezugspersonen in der individuellen Auseinandersetzung mit Gesundheit und Krankheit". Nähere Erläuterungen hierzu befinden sich in der Ausbildungs- und Prüfungsverordnung vom 10.11.2003 für die Berufe in der Krankenpflege: „Die Schülerinnen und Schüler sind zu befähigen, Pflegebedürftige aller Altersgruppen bei der Bewältigung vital oder existenziell bedrohlicher Situationen, die aus Krankheit [..] entstehen, zu unterstützen, [...] Angehörige und Bezugspersonen zu beraten, anzuleiten und in das Pflegehandeln zu integrieren, die Überleitung von Patientinnen oder Patienten in andere Einrichtungen [...] kompetent durchzuführen sowie die Beratung für Patientinnen oder Patienten und Angehörige oder Bezugspersonen in diesem Zusammenhang sicherzustellen." In der Entwurfsfassung der neuen Ausbildungs- und Prüfungsverordnung für die Pflegeberufe, die voraussichtlich am 01. Januar 2020 in Kraft treten wird, sind ebenfalls Aspekte der Angehörigenintegration erfasst. Gemäß den Kompetenzen für die staatliche Prüfung zur Pflegefachfrau oder zum Pflegefachmann haben die Auszubildenden folgende Aufgaben:

- „stärken der Kompetenzen von Angehörigen im Umgang mit pflegebedürftigen Menschen aller Altersstufen und unterstützen und fördern der Familiengesundheit",

- „informieren von schwerkranken und sterbenden Menschen aller Altersstufen sowie deren Angehörige",

- „aus beruflichen Erfahrungen in der pflegerischen Versorgung und Unterstützung von Menschen aller Altersstufen und ihren Angehörigen mögliche Fragen an Pflege- wissenschaft und -forschung ableiten".

(Bundesministerium für Familie, Senioren, Frauen und Jugend, 2018).

Des Weiteren kommt in allen bislang vorliegende Nationalen Expertenstandards der Anleitung und Beratung von Angehörigen eine zentrale Bedeutung zu. Im Expertenstandard „Schmerzmanagement in der Pflege" heißt es: „Die Pflegefachkraft gewährleistet eine gezielte Schulung und Beratung für den Patienten und seinen Angehörigen." (Büker, 2015, S. 27 f.).

3 Methodik

Um aktuelle Literatur zur Verwendung der Hausarbeit nutzen zu können, bildet die Internetrecherche eine fundierte Grundlage zur Informationsgewinnung. Während der Vorrecherche wird festgestellt, dass zu den Schlagwortverbindungen Angehörige, Intensivstation, Intensivmedizin, Intensivpflege, Bedürfnisse und Rahmenbedingungen im deutschsprachigen Raum wissenschaftliche Artikel zu finden sind. Für die systematische Übersichtsarbeit werden folgende Datenbanken einbezogen: Care-Lit, Google Scholar, Livivo sowie Base-Search. Hier zeigt sich eine große Anzahl von Studien und wissenschaftlichen Arbeiten, die inhaltliche Übereinstimmungen mit den oben genannten Themengebieten aufweisen. Ergebnisse der Suchmaschine Google Scholar wurden aufgrund der hohen Trefferzahlen nicht näher untersucht. Um den Buch- und Zeitschriftenbestand der Fachliteratur für die Thematik nutzen zu können, wird begleitend eine Recherche in der Deutschen Nationalbibliothek in Leipzig durchgeführt. Dafür werden die Schlüsselwörter der Fragestellung angepasst. Die Ergebnisse aus der Internet- und Literaturrecherche in der Deutschen Nationalbibliothek werden in zwei tabellarischen Übersichten dargestellt. Im Anschluss werden weiterführend die zeitlich aktuell relevanten Artikel und wissenschaftlichen Arbeiten analysiert und für die weitere Ausarbeitung verwendet.

3.1 Ergebnisse der Datenbankrecherche

Suchmaschine / Schlagwörter	Google Scholar	Livivo	Base-Search	Care-Lit
Intensivpflege UND Angehörige	2060	27	1	14
Intensivstation UND Angehörige	4730	379	16	32
Intensivstation UND Angehörige UND Bedürfnisse	2350	77	1	4
Intensivstation UND Angehörige UND Rahmenbedingungen	1640	23	1	1
Intensivmedizin UND Angehörige	10400	362	10	11
Intensivmedizin UND Angehörige UND Bedürfnisse	2690	67	0	1
Intensivmedizin UND Angehörige UND Rahmenbedingungen	1720	31	1	1

Tabelle 1: Ergebnisse der Datenbankrecherche, Stand: 21.03.2018

3.2 Ergebnisse der Recherche in der Deutschen Nationalbibliothek

Schlagwortverbindungen	Treffer	davon relevant
Intensivstation UND Angehörige	8	3
Intensivmedizin UND Angehörige	3	1
Intensivpflege UND Angehörige	1	1

Tabelle 2: Ergebnisse der Recherche in der Deutschen Nationalbibliothek, Stand: 23.03.2018

4 Ergebnisse

Auf Grundlage der beschriebenen Methodik folgt eine Übersicht verschiedener Möglichkeiten und Rahmenbedingungen einer Angehörigenintegration auf der Intensivstation.

4.1 Bauliche Voraussetzungen

Im Hinblick auf vital gefährdete Situationen der Patienten erscheint die Architektur und Einrichtung einer Intensivstation als primär unwichtig. Jedoch erfordert eine ganzheitliche Betreuung von Patient und Angehörigen neben einer professionellen Pflege, Überwachung und Therapie auch ein gesundheitsförderndes Umfeld. (Pross-Löhner,1998). In der Gestaltung und baulichen Struktur einer Intensivstation sollen also die Bedürfnisse der Patienten sowie der Angehörigen berücksichtigt werden. Das Befinden und die Zufriedenheit der Angehörigen wird durch die allgemeine Atmosphäre einer Intensivstation, die Gestaltung der Patientenräume mit einem gezielten Einsatz von Farben, Lichtverhältnissen und Möbeln beeinflusst. (Stricker et al., 2009, zit. n. Bone, Ortmann & Freyhoff, 2013, S. 46). Entsprechend der „Empfehlungen zur Struktur und Ausstattung von Intensivstationen" von der DIVI aus dem Jahr 2010 gibt es folgende Empfehlungen für die bauliche Ausstattung einer Intensivstation bezogen auf die Angehörigenintegration.

Empfehlungsgrad	Beschreibung
1 A	hochwertige Evidenz, hochwertige randomisierte kontrollierte Studien, sehr starke Daten aus Beobachtungsstudien, Gesetzeslage
1 B	gute Evidenz, randomisierte kontrollierte Studien mit Einschränkungen, starke Daten aus Beobachtungsstudien
1 C	schwache Evidenz, Beobachtungsstudien, Fallserien, Expertenmeinung

Tabelle 3: Empfehlungsgrade (eigene Darstellung n. Jorch et al., 2010, S. 29)

Eine Kategorie 1B-Empfehlung besagt, dass eine Intensivstation ein „Wartezimmer für Besucher außerhalb der Intensivtherapiestation" vorhalten sollte. Darüber hinaus ist eine „Wechselsprechanlage zu einem permanent besetzten Platz innerhalb der Station [...] ein integraler Bestandteil". Weiterhin gehören ein Kaffee-, Tee- und Wasser-Automat sowie Wertfächer für Jacken und Taschen zur Ausstattung. Besuchertoiletten sollten sich in unmittelbarer Nähe befinden. (Jorch et al., 2010, S. 24). Gemäß einer Kategorie 1A-Empfehlung sollte ein „Besprechungsraum [.] für Gespräche mit Angehörigen" vorgehalten werden (Jorch et al., 2010, S. 29). Des Weiteren sollten entsprechend einer Kategorie 1C-Empfehlung „Stühle für Besucher in den Patientenzimmern" vorhanden sein (Jorch et al., 2010, S. 27).

Häußler (2015b, S. 185) beschreibt den Wartebereich als das sinnbildliche Eingangstor zur Intensivstation. Hier kommen die Angehörigen an, müssen gegebenenfalls einen längeren

Zeitraum warten und sehen sich mit zahlreichen, meist negativen Gefühlen konfrontiert. Es sollten daher ausreichend Sitzmöglichkeiten vorhanden sein. Von Vorteil sind auch Tische, auf denen zur Verfügung gestellte Getränke abzustellen sind und an denen die Angehörigen sich auch metaphorisch festhalten können. Grundsätzlich bilden bauliche Gegebenheiten wie ein Fenster mit Frischluftzufuhr, abschließbare Wertfächer, freundliche Farben und gegebenenfalls ansprechende Kunst eine optimale Voraussetzung für einen gut gestalteten Wartebereich.

4.2 Besuchsregelung

Eine wichtige Grundlage für die Angehörigenintegration auf einer Intensivstation bildet die Möglichkeit von Besuchen. Die Besuchszeitregelung bezieht sich auf verschiedene Besuchszeitmodelle sowie die entsprechenden Regelungen für Kinder.

4.2.1 Besuchszeitmodelle

Die Besuchszeitregelung deutscher Intensivstationen ist ein breit diskutiertes Thema, das aus unterschiedlichen Blickwinkeln betrachtet wird. Neben dem Schutz der schwerstkranken Patienten vor Überlastung durch Besucher wird die Bedeutung der Angehörigen für den Intensivpatienten hervorgehoben. (Gnass, 2009, S. 6). Besuchsregelungen auf Intensivstation beziehen sich nicht nur auf die Uhrzeit, sondern auch auf die Länge der Besuchszeit und darauf, welche Personen überhaupt Zutritt haben. Metzing und Osarek untersuchten im Jahr 2000 in einer Literaturstudie die englischsprachigen Veröffentlichungen zu diesem Thema. Im Ergebnis unterschieden sie drei verschiedene Besuchsmodelle: das offene Besuchsmodell, das Restriktionsmodell und das Vertragsmodell (Metzing & Osarek, 2000, S. 242 ff.).

4.2.1.1 Offene Besuchsmodell

Das Grundprinzip des offenen Besuchsmodells liegt in der Entscheidungsfreiheit von Patienten und ihren Angehörigen begründet. Die Kontrolle über alle Entscheidungen in Bezug auf Besuche wird primär durch die Patienten und deren Angehörigen ausgeübt. Dies bedeutet, dass es der Familie erlaubt ist, die Patienten zu jeder Zeit zu besuchen, so oft und so lange sie es wünschen. Dieses Modell gestattet daher eine individuelle Gestaltung der Besuche und orientiert sich an den Bedürfnissen der Patienten und der Angehörigen. In der Zeit der Behandlung auf der Intensivstation, die durch Kontrollverlust geprägt ist, erhalten Patienten einen Teil der verlorenen Autonomie – die Kontrolle über die Besuche – zurück. Die Angehörigen können ihre Kräfte sinnvoll einteilen und innerhalb der gewohnten Muster ihren Alltag gewährleisten. Pflegende können die Angehörigen sinnvoll in die Pflege integrieren. Außerdem können Angehörige den Pflegenden ein Feedback geben, wenn die Patienten krankheitsbedingt dazu nicht in der Lage sind. Trotz vieler positiver Auswirkungen eines offenen Modells weist dieses Besuchsmodell auch Nachteile auf, die nicht allen Beteiligten entgegenkommen. Zum einen werden die Bedürfnisse der Pflegenden nicht berücksichtig, zum anderen wollen nicht alle Patienten ein offenes Besuchsmodell (Metzing & Osarek, 2000, S. 244).

4.2.1.2 Restriktionsmodell

Beim Restriktionsmodell besteht das Grundprinzip im Schutz von Patienten, ausgehend von der Annahme, dass sich Besuche negativ auf die Genesung der Patienten auswirken könnten. Es ist dadurch gekennzeichnet, dass die Besuchsregelung durch die Institution vorgeben wird, ohne dass der Patient oder deren Angehörige darauf Einfluss nehmen können. In folgenden Kategorien werden beim Restriktionsmodell Einschränkungen vorgenommen: Zeitpunkt, Häufigkeit pro Tag, Dauer, Art der Besucher, Anzahl der Besucher. Folgende Argumente befürworten das Restriktionsmode: eine erhöhte Infektionsgefahr für die Patienten, ein unnötiger Energieverbrauch und Schlafmangel der Patienten (da sie versuchen wach zu bleiben), ein steigendes Aktivitäts- und Lärmniveau auf der Intensivstation, eine Gesundheitsgefährdung durch emotionalen Stress durch Angehörige, eine Reizüberflutung der Angehörigen, sowie unterbrochene Pflegehandlungen der Pflegekräfte. Ein weiteres Argument für das Restriktionsmodell liegt in der räumlichen Kapazität der Intensivstation. Durch aufwendige technische Geräte und durch die Tatsache, dass Intensivstationen traditionell nicht auf Besucher eingerichtet sind, wird der vorhandene Raum durch die Besucher weiter reduziert. (Metzing & Osarek, 2000, S. 243).

4.2.1.3 Vertragsmodell

Die vertragliche Regelung von Besuchen bildet eine Brücke zwischen den beiden genannten Extremen. Kennzeichnend für das Vertragsmodell ist das Prinzip der Gleichberechtigung, bei dem die beteiligte Gruppe miteinander in einen Austausch über Bedürfnisse, Wünsche und Prioritäten treten. Auf der Basis einer Kompromisslösung wird eine individuelle Besuchszeit ausgehandelt. Mit dieser individuellen Regelung können sowohl praktische Aspekte von Besuchen im Sinne einer familienorientierten Pflege genutzt als auch negative Auswirkungen des offenen Besuchsmodells vermieden oder verringert werden. Angehörige haben hierbei die Möglichkeit ihren alltäglichen Verpflichtungen und Gewohnheiten nachzukommen und ihre Besuche im Krankenhaus diesen Gegebenheiten anzupassen. Pflegende wiederum können ihre Bedürfnisse darlegen und ihre Pflegemaßnahmen entsprechend planen, so dass Unterbrechungen vermieden oder reduziert werden können. Durch die schriftliche Vereinbarung innerhalb der Pflegedokumentation - über Zeit, Häufigkeit und Dauer von Besuchen, sowie Anzahl, Alter und Art von Besuchern – entstehen Klarheit in der Kommunikation und eine gewisse Verbindlichkeit. Darüber hinaus kann in der Übereinkunft festgelegt werden, welche Pflegemaßnahmen eventuell von den Angehörigen übernommen werden möchten und können. (Metzing & Osarek, 2000, S. 245).

4.2.2 Kinder als Besucher

Ebenso wie erwachsene Angehörige möchten Kinder wissen, wie es dem Familienmitglied auf der Intensivstation geht und was mit ihm geschieht. Die Nähe des Kindes ist wiederum für den Patienten wichtig und kann den Genesungsprozess positiv beeinflussen.

Aus der Perspektive besuchender Kinder spricht für deren Integrationen, dass

- sie immer mitbetroffen sind,
- sie unter einem Verlust von Bezugspersonen leiden,
- die Bewältigung nur durch eine Auseinandersetzung mit dem Erleben möglich ist,
- ein Coping nur durch direkten Kontakt mit der Situation möglich ist.

Gegen eine Integration sprechen mögliche emotionale Veränderungen sowie Erschöpfung, Angst, Stress, Projektion auf den eigenen Körper sowie die Besonderheit beim ersten Kontakt. Die möglichen Aufgaben der Pflegenden während der Anwesenheit besuchender Kinder beziehen sich auf das Ermöglichen von Beschäftigung, die Vermeidung von langen Wartezeiten, die Beantwortung von Fragen und das Anbieten von Informationsmaterial. Im Vorfeld ist es erforderlich, dass die Kinder im häuslichen Bereich auf die Geräuschkulisse oder technische Geräte mittels Broschüren oder Anschauungsmaterialen vorbereitet werden. Mithilfe einer strukturierten, vorbereiteten und reflektierten Konzeption kann die Gestaltung der Integration von Kindern auf Intensivstationen gelingen. (Reuß, Walter, Ortner & Ewers, 2017, S. 70 ff.).

4.3 Informationsbroschüre

Um Angehörigen eine erste Orientierung und allgemeine Information über die ungewohnte Umgebung der Intensivstation zu ermöglichen, hat sich in vielen Kliniken eine Informationsbroschüre bewährt. Diese werden den Angehörigen bei ihrem ersten Besuch ausgehändigt. Sinnvolle Inhalte einer Broschüre sind z.B.:

- Bezeichnung der Klinik, der Station
- Adresse
- Ansprechpartner
- Telefon- und Telefaxnummer
- kurze Erklärung des Begriffs der „Intensivstation"
- mögliche Aufnahmegründe auf die Station
- kurze Vorstellung des Personals
- Charakteristik der Intensivstation
- Besuchszeiten, spezielle Sprechzeiten
- allgemeine Hygienevorschriften und Verhaltensregeln
- mitzubringende persönliche Gegenstände
- Kontakte zu hausinterner Hilfsangeboten (Seelsorge, Sozialdienst)

Anfänglich sind für Angehörige alle nicht unmittelbar patientenbezogenen Informationen von nachrangiger Bedeutung und werden kaum wahrgenommen. Dies sollte bei der Gestaltung und bei den inhaltlichen Aspekten berücksichtigt werden. (Walle, 2004, S. 167).

Die Informationsbroschüre sollte für medizinische Laien verständlich formuliert sein und folgende Aspekte berücksichtigen:

- Verwendung kurzer, einfacher Sätze,
- Erklärung der Fachausdrücke,
- Darstellung von Beispielen,
- Zusammenfassung der wichtigsten Aussagen.

(Hannich, Knück, Nydahl, Ullrich & Wilpsbäumer, 2015, S. 130).

Darüber hinaus ist eine freundliche und wertschätzende Sprache erforderlich. Die Angehörigen dürfen nicht überfordert werden. (Zegelin, 2016, S. 25).

4.4 Intensivtagebuch

Ein Intensivtagebuch ist ein Tagebuch, das bei einem sedierten und beatmeten Patienten mit einer Beatmungsdauer von drei oder mehr Tage und voraussichtlicher Überlebenschance von Pflegenden und Angehörigen geschrieben wird (Nydahl, o.J.). Es existiert keine einheitliche Vorschrift, wie ein Intensivtagebuch zu führen ist oder wie es aussehen soll. Die Gestaltung ist von Intensivstation zu Intensivstation unterschiedlich. Diese reichen von einzelnen Blättern, über ein formloses Heft, bis hin zum gebundenem Buch. Das passende Format kann von jeder Station individuell entwickelt werden. Das Tagebuch sollte sich frei zugänglich im Patienten- zimmer bzw. am Patientenbett befinden. Die Frequenz der Tagebucheintragungen sollte bei einmal pro Schicht liegen, wobei man bei stabilen Verlauf die Eintragungen auf einmal täglich reduzieren kann. Der erste Eintrag spiegelt den Tag der Aufnahme wieder und fasst die Aufnahmeereignisse zusammen. Aus diesem Grund stellt er eine besondere Relevanz dar und ist deshalb umfangreicher als die Folgeeintragungen zu gestalten. Für Angehörige gibt es Platz ihre Gefühle, Träume, Wünsche, Ängste und besondere Ereignisse, wie zum Beispiel Geburtstage aufzuschreiben. Bilder vom Patienten, vom Patientenzimmer oder von der Umgebung können für den Patienten eine Hilfe bei der Aufarbeitung darstellen. Des Weiteren können selbstgemalte Bilder, Bilder von Familienfesten, Briefe und Postkarten mit in das Tagebuch geklebt werden. In dieses Tagebuch gehören keine medizinischen Diagnosen, persönliche Konflikte, beleidigende Formulierungen oder juristisch fragwürdige Formu- lierungen. Das Tagebuch kann nach dem Aufenthalt auf der Intensivstation an den Patienten ausgehändigt werden oder zu einem späteren Zeitpunkt auf der Normalstation übergeben werden. Dem Weiterführen auf der Normalstation, auch durch den Patienten selbst, steht nichts im Weg. Nach Erhalt des Tagebuches kann der Patient selbst entscheiden ob und zu welchem Zeitpunkt er es lesen möchte. Das Intensivtagebuch dient letztendlich als Kommunikationsmittel zwischen dem behandelnden Team und Angehörigen. Auch bei

Angehörigen von verstorbenen Patienten leistet ein Tagebuch die Möglichkeit der Trauerverarbeitung. (Hannich et al., 2015, S. 133 ff.). Laut Knück & Nydahl (2008, S. 251) handelt es sich bei Angehörigen um Mitbetroffene, aber auch um Co-Therapeuten. Das Verfassen des Intensivtagebuches sowie das spätere Lesen hilft den Angehörigen, jeder von ihnen könnte von dem Tagebuch profieren.

4.5 Familienkonferenz

In den letzten Jahren haben verschiedene Arbeitsgruppen den hohen Stellenwert von Familienkonferenzen erkannt. Bone et al. (2013, S. 41) verstehen unter Familienkonferenzen „strukturierte, geplante Besprechungen der Angehörigen mit Ärzten, Pflegekräften und ggf. weiteren Mitarbeitern des Krankenhauses wie bspw. Psychologen, Seelsorgern, Sozialarbeitern, Palliativmediziner oder Medizinethikern." Familienbesprechung oder Angehörigenkonferenz sind weitere mögliche Bezeichnungen. Trotz inhaltlicher Unterschiede gibt es auch eine Reihe von Gemeinsamkeiten. Hervorzuheben sind hier die strukturierte Durchführung solcher Familienkonferenzen hinsichtlich der Rahmenbedingungen, aber auch der Gesprächsinhalte und Gesprächsverläufe. Folgende Kriterien werden von Bone et al. (2013, S. 41 f.) beschrieben:

- ein längerer Intensivaufenthalt ist abzusehen (bspw. länger als sieben Tage),
- bleibende Schäden und Pflegebedürftigkeit sind wahrscheinlich,
- Konflikte mit Angehörigen sind zu erwarten.

Innerhalb der ersten drei Tage nach Aufnahme auf die Intensivstation sollte die Familienkonferenz durchgeführt werden. Ein Arbeitsplan für die Organisation und Durchführung sowie ein geeigneter Raum sind Rahmenbedingungen für eine Familienkonferenz. Die fünf wesentlichen Aspekte der erfolgreichen Gesprächsführung sind Äußerungen der Familie zu beachten, Emotionen zu billigen, der Familie zu zuhören, den Patienten als Person zu verstehen sowie Fragen zu fördern. (Bone et al., 2013, S. 42).

Laut Bergh & Wild (2015) sollte eine Familienkonferenz folgende Elemente aufweisen:

- Vorstellung der Teilnehmer,
- Erfragen des derzeitigen Wissensstands,
- Information über Diagnose und Prognose in laienverständlicher Form,
- Ansprechen von Emotionen,
- Therapieziele gemeinsam festlegen,
- das Gesagte zusammenfassen und weiteres Vorgehen klären.

4.6 Aktives Angehörigentelefonat

Besorgte Angehörige rufen häufig auf der Intensivstation an, oft sogar mehrmals am Tag. Um Störungen durch eingehende Telefonate zu reduzieren, wurde das „aktive Angehörigentelefonat" entwickelt. Da Angehörige ein großes Bedürfnis nach Information haben und nicht permanent bei ihrem Familienmitglied auf der Intensivstation sein können, rufen sie mehrfach auf Station an. Diese Anrufe sind meist unerwartet und somit sind Pflegende unvorbereitet und haben nicht alle nötigen Informationen zur Hand. Zudem nimmt auch selten, die den Patienten betreuende Pflegekraft, den Hörer ab. Somit werden Arbeitsabläufe unterbrochen, viele Personen involviert und Stress aufgebaut. Auch stellt die rechtliche Situation, bei telefonischen Auskünften für die Pflegenden eine große Schwierigkeit dar. Diese Problematiken soll das aktive Angehörigentelefonat lösen. Das wird erreicht indem für jeden Patienten ein Angehöriger als Bezugsperson bestimmt wird. Diese Person wird von der Pflegenden einmal täglich zu einer vereinbarten Tageszeit angerufen. Dabei erhält die Bezugsperson strukturiert Informationen zum Patient und hat gleichzeitig die Aufgabe, das gesamte Patientenumfeld über diese Inhalte zu informieren und darüber aufzuklären, zukünftige Informationen nur bei ihr einzuholen. In Ausnahme- und Notfällen sind Anrufe weiterhin gestattet. Mit diesem Konzept werden folgende Ziele verfolgt:

- Reduktion von Angehörigentelefonaten,
- gesteigerte Informationsqualität durch strukturierte, vorbereitete Telefonate,
- Vertrauensbasis zwischen Angehörigen und Pflegenden,
- Angehörige fühlen sich ernst genommen,
- Rechtssicherheit bei telefonischer Auskunft wird gewährleistet.

(Maier, 2010, S. 28 f.)

4.7 Anwesenheit von Angehörigen während einer Reanimation

Die Anwesenheit von Angehörigen während der kardiopulmonalen Reanimation (AACPR) ist ein seit über 30 Jahren kontrovers diskutiertes Thema. Seitdem es in einigen Ländern, vor allem im angloamerikanischen Raum, Erfahrungen und gute Konzepte zur AACPR gibt, wird auch in Deutschland über Vor- und Nachteile, Chancen aber auch Gefahren differenziert argumentiert. (Melber, 2009, S. 536 ff.).

Zusammengefasst gibt es folgende Argumente:

- Angehörige haben die Möglichkeit mit dem Patienten an seinem möglichen Lebensende zusammen zu sein,
- Angehörige sehen, dass alles Mögliche für den Patienten getan wurde,
- Angehörige kennen Bedürfnisse des Patienten und können diese sowie weitere Informationen an das behandelnde Team weitergeben,
- Angehörige werden durch die Möglichkeit der Anwesenheit in ihrem Trauerprozess unterstützt.

Jedoch gibt es auch Gründe, die gegen eine AACPR sprechen:

- Angehörige erleben die Reanimation als traumatisches oder erschreckendes Ereignis,
- Angehörige werden schmerzhafte letzte Erinnerungen mit sich tragen,

- Herzdruckmassage bzw. einzelne Maßnahmen werden von den Angehörigen nicht verstanden,
- Angehörige stehen dem Personal im Weg,
- Angehörige entwickeln ein Gefühl der Verlegenheit.

Im Falle einer Anwesenheit ist eine unmittelbare Information und Betreuung der Angehörigen durch eine bestimmte Pflegekraft notwendig. Es ist wichtig, dass alle durchzuführenden Maßnahmen wie Herzdruckmassage, Beatmung oder das Legen eines venösen Zugangs erklärt werden und die Kommunikation mit den Angehörigen aufrechterhalten wird. In der Gesprächsführung sollte darauf geachtet werden, dass keine unrealistischen Hoffnungen gemacht werden und der Ernst der Situation deutlich wird. Darüber hinaus sollten Angehörige auf mögliche krampfartige Bewegungen während einer Defibrillation vorbereitet und über mögliche Gefahren informiert werden. Ein routinierter und ruhiger Ablauf der Wiederbelebung sollte jederzeit erkennbar sein. (Köberich, 2005, S. 215 ff.).

4.8 Zertifikat der Stiftung Pflege

Die von der Stiftung Pflege e.V. ins Leben gerufene Initiative „Angehörige jederzeit willkommen! - ein erster Schritt zur angehörigenfreundlichen Intensivstation" bescheinigt der Klinik, vor allem den Mitarbeitern der Intensivstation ein überaus großes Engagement für Patienten und ihre Angehörigen. Der Patient und seine Angehörigen stehen im Mittelpunkt des Handelns. Die Angehörigen sind Teil des therapeutischen Konzeptes und wichtig für eine schnelle Genesung des Patienten. Alle Patienten werden umfassend aufgeklärt und über ihren aktuellen Gesundheitszustand informiert. Mittels flexibler Besuchszeiten sind die Angehörigen hier jederzeit willkommen und werden aktiv in die ganzheitliche Therapie mit einbezogen. Im Rahmen des Aufnahmeantrags in die Liste dieser Initiative verpflichten sich die Mitarbeiter der Intensivstation zu Folgendem:

„Intensivpatienten haben das Recht,
- für sie wichtige Menschen in der Nähe zu haben und ihre Unterstützung so oft wie nötig in Anspruch zu nehmen,
- über ihre Situation aufgeklärt und in Entscheidungen mit einbezogen zu werden, […], sowie
- dass die professionellen Betreuer ihren Angehörigen mit Respekt begegnen, sie als therapeutisch wichtig ansehen und mit ihnen eine gute Besuchsregelung vereinbaren."
(Hannich et al., 2015, S. 129).

5 Diskussion

Wie häufig die „Empfehlungen zur Struktur und Ausstattung von Intensivstationen" der DIVI auf deutschen Intensivstationen bereits umgesetzt wurden, ist nur wenig bekannt. Das Pflege-Thermometer 2012, eine Umfrage unter 535 leitenden Pflegekräften von Intensivstationen in Deutschland kommt dabei zu folgendem Ergebnis:

- 212 Befragte (etwa 60 %) haben ein eigenes Besprechungszimmer für Gespräche,
- 360 Befragte (etwa 67 %) haben ein Wartezimmer für Angehörige,
- 235 Befragte (etwa 44 %) bieten Verpflegungsmöglichkeiten für Angehörige an.

(Isfort et al., 2012, S. 78).

Regelung der Besuchszeiten in deutschen Krankenhäusern - kaum etwas wird so unterschiedlich gehandhabt. Es sind alle Varianten von, strikter Begrenzung bis zur völligen Öffnung, zu finden. Angehörige, Patienten und Pflegende haben jeweils gute Argumente für ihre bevorzugte Regelung (Häußler, 2015a, S. 128). In einer Umfrage im Jahr 2005 von 1497 Intensivpflegekräften aus insgesamt 240 unterschiedlichen Weiterbildungsstätten für Intensivpflege in Deutschland geben 88 % der Befragten an, dass ihre Intensivstationen feste Regelungen der Besuchszeit hätten. Die häufigste Form der Besuchszeitreglementierung ist dabei die Einschränkung der Besuchszeit. Die Dauer der festgelegten Besuchszeit unterscheidet sich zwischen den einzelnen Kliniken erheblich, sie reicht von 30 Minuten bis zu 24 Stunden. (Abt-Zegelin et al., 2006). Im Pflege-Thermometer 2012 ist ein weiteres Ergebnis zur Besuchszeitregelung veröffentlicht. Die Ergebnisse der Studie basieren auf der Auswertung von insgesamt 535 leitenden Pflegekräften von Intensivstationen in Deutschland. Hierbei geben 31,4 % der Befragten an, Angehörige jederzeit die Möglichkeit eines Besuchs haben. (Isfort et al., 2012, S. 75). Die Einbeziehung von Kindern als legitime Besucher ist auf pädiatrischen Intensivstationen seit den 1980er-Jahren etabliert, auf Erwachsenenintensiv-station ist dies jedoch häufig kein Aspekt pflegerischen Handelns. Die Altersgrenze für besuchende minderjährige Kinder liegt in Deutschland durchschnittlich bei 14 Jahren. Neben der Anwendung eines spezifischen Besuchsmodells beeinflussen die individuellen Haltungen der Pflegenden das Zulassen oder Verweigern von Besuchen von Kindern auf Intensiv-stationen. (Reuß et al., 2017, S. 72).

Bezogen auf die Thematik Informationsbroschüre kommt wiederum das Pflege-Thermometer 2012 mit einer Umfrage unter 535 leitenden Pflegekräften von Intensivstationen in Deutschland zu folgendem Ergebnis: 422 Befragte (etwa 79 %) stellen den Angehörigen eine Informationsbroschüre über die Station zur Verfügung (Isfort et al., 2012, S. 78). Die DIVI sieht eine solche Informationsbroschüre als eine weitere wichtige Voraussetzung für die erfolgreiche Einbindung von Angehörigen: „Stationsflyer, die über die Station, deren speziellen Gegebenheiten, das Team, die möglichst offenen Besuchszeiten aufklären, sind eine gute Grundlage. (Deutsche Interdisziplinäre Vereinigung für Intensiv- und Notfallmedizin, 2014).

Intensivtagebücher werden seit Ende der 1980er-Jahre in Skandinavien und Großbritannien geführt. 2008 gab es in Deutschland keine einzige Intensivstation, auf der diese Idee umgesetzt wurde. Dies ist das Ergebnis eine Studie von Knück & Nydahl (2008, S. 250). Laut ihrer Erkenntnis liegt der Grund für die Unbekanntheit von Intensivtagebüchern an fehlender systematischer Nachsorge der Intensivpflege in Deutschland. Darüber hinaus ist die Sprachbarriere, also das nicht Auseinandersetzen mit englischsprachiger Fachliteratur, ein weiteres Hindernis für die Umsetzung eines Intensivtagebuches. Im Vergleich dazu wurden in Dänemark auf 19 von 48, in Norwegen auf 32 von 70 und in Schweden auf 65 von 85 Intensivstationen das Intensivtagebuch eingesetzt. (Knück & Nydahl, 2008, S. 250). Im Anschluss an die Studie setzten sich Knück und Nydahl für die Implementierung des Intensivtagebuches auf deutschsprachigen Intensivstationen ein. Es entstand u.a. eine Website für Pflegende, Ärzte und Angehörige. Fünf Jahre später, im Jahr 2013, gab es nach Angaben von Nydahl 60 bis 80 Intensivstationen im deutschsprachigen Raum, die ein Intensivtagebuch einsetzten. Mittlerweile gilt das Intensivtagebuch als evidenzbasierte Maßnahme mit einer lang anhaltenden Wirkung für Patienten und Angehörige. Das Intensivtagebuch unterstützt den Angehörigen, die Situation zu bewältigen. Sie können sich ihre Sorgen und Ängste von der Seele schreiben und ihre Gefühle in Worte fassen. Ein Intensivtagebuch bedeutet eine wirksame Bewältigungsstrategie für Angehörige. (Nydahl, o.J.). In einer vom internationalen Netzwerk zum Intensivtagebuch durchgeführten Studie, wird die durchschnittliche Dauer eines Ersteintrages mit unter zehn Minuten und der Folgeeinträge mit rund fünf Minuten angegeben. Trotz des relativ hohen Bekanntheitsgrades und der Evidenz des Intensivtagebuches, ist die Verbreitung an deutschen Kliniken noch eher gering. Ein Grund dafür ist die schwierige Implementierung auf der Intensivstation. Der hohe Arbeitsaufwand auf der Station, der Mangel an Pflegekräften und der erhöhte Arbeitsaufwand bei der Führung eines Intensivtagebuches, macht die Implementierung schwierig. Hinzu kommen Befürchtungen seitens des behandelten Teams nicht die richtige Wortwahl zu treffen und Rechtschreibfehler zu begehen. (Nydahl, Bäckmann, Bereuther & Thelen, 2014, S. 39 ff.). Laut dem Pflege-Thermometer 2012 (Befragung von 535 leitenden Pflegekräften von Intensivstationen in Deutschland) führen lediglich 3,9 % der Befragten ein Intensivtagebuch. Aktuell kann also nicht von einem breiten Einsatz ausgegangen werden. Des Weiteren geben 66,1 % der Befragten an, auch zukünftig kein Intensivtagebuch im Alltag zu implementieren. Dies möchten lediglich 12 % der Befragten. (Isfort et al., 2012, S. 78 f.).

Familienkonferenzen werden in den USA und in Frankreich häufig durchgeführt, in Deutschland eher selten. Dennoch hat die Durchführung von Familienkonferenzen einen hohen Stellenwert. Die DIVI beschreibt, dass der entscheidende Vorteil dieser Familienkonferenzen ist, dass die Angehörigen spüren, dass sie wahr- und ernstgenommen werden." Hinzu kämen die konkreten Informationen über das Krankheitsbild. Angehörige verstünden dann leichter, was sie tun könnten, um wirkungsvoll zu helfen." (Deutsche Interdisziplinäre Vereinigung für Intensiv- und Notfallmedizin, 2014)

Das aktive Angehörigentelefonat wurde 2009 auf fünf Intensivstationen des Universitätsspitals Zürich eingeführt. Neun Monate nach der Einführung kam im Rahmen der ersten Evaluation heraus, dass sich die Anzahl der eingehenden Telefonate pro Patient und Tag von durchschnittlich 4,23 auf 1,35 verringert hat. Die Befragung der Angehörigen brachte folgende Ergebnisse. Alle Angehörigen:

- fühlten sich ausreichend über die Intervention informiert,
- wurden „immer" bis „fast immer" angerufen,
- wurden zur vereinbarten Zeit angerufen (+/- 30 Minuten),
- bekamen genügend Informationen in verständlicher Sprache,
- fühlten sich mit ihren Anliegen vom Personal ernst genommen,
- konnten problemlos eine Bezugsperson bestimmen.

(Maier, 2010, S. 28 ff.).

Im Rahmen von drei Fokusgruppeninterviews im September 2016 mit 17 diplomierten Intensivpflegenden und Studierenden sowie drei Ärzten kamen Keim, Maier, Naef & Massarotto (2018, S. 17) zu folgenden Schlussfolgerungen:

- sinnvolle Intervention zur Förderung der Beziehung zwischen Angehörigen und dem Behandlungsteam der Intensivstation,
- positive Veränderungen bezüglich der Informationsqualität, der professionellen Zusammenarbeit und des Kontakts mit dem Angehörigen,
- Angehörige erleben eine größere Wertschätzung.

Insgesamt gilt festzuhalten, dass es viele Vorteile für Pflegende, den Stationsablauf und Angehörige mit sich bringt. Durch einen verhältnismäßig geringen Aufwand wird eine große Wirkung erzielt (Maier, 2010, S. 31). Ob dieses Projekt bereits in einer Klinik in Deutschland umgesetzt wurde, lies sich auf Grundlage aktueller Literatur nicht recherchieren.

Die Einstellung von Intensivpflegekräften zur Möglichkeit der AACPR ist international erforscht wurden. Daten aus deutschsprachigen Ländern liegen jedoch nur wenig vor. Im Jahr 2007 hat Köberich (2007, S. 294 ff.) eine Umfrage unter 157 Intensivpflegenden aus Deutschland, Schweiz und Österreich durchgeführt. Der Umfrage zufolge haben die AACPR schon 45,2 %, d.h. 72 Befragte, mindestens einmal erlebt, während 25,4 % die Angehörigenanwesenheit als positiv, 52,1 % als negativ sowie 22,5 % als weder positiv noch negativ erlebt haben. Eine weitere Umfrage unter 124 europäischen Intensivpflegekräften zwei Jahre zuvor zeigte, dass 46,8 % der Befragten Erfahrung mit der AACPR hatten und davon über die Hälfte die Anwesenheit mindestens einmal als ein positives Ereignis erlebten. 45,5 % gaben an, keine Angehörigen während der Reanimation zulassen zu wollen. (Fulbrook, 2005, zit. n. Köberich, 2007, S. 294). Aus der Sicht der Bundesärztekammer geht eine positive Einstellung zur

AACPR hervor: „Grundsätzlich empfehlen wir, dass Angehörige bei einer Reanimation anwesend sein können. Sie sollten idealerweise – wenn personell und in der Situation überhaupt möglich, [...] in dieser Ausnahmesituation begleitet werden. Keinesfalls sollen Angehörige jedoch die Reanimationsbemühungen stören oder behindern." (Melber, 2009, S. 538). Darüber hinaus haben 2007 europäische Pflegefachverbände ein Positionspapier verabschiedet, in dem die Angehörigenanwesenheit während der kardiopulmonalen Reanimation als Recht des Angehörigen deklariert und Rahmenbedingungen dafür festgelegt wurden (Fulbrook, 2007, zit. Köberich, 2007, S. 294). Bereits 2005 hat die American Heart Association eine Empfehlung veröffentlich, in der die Möglichkeit der Angehörigenanwesenheit während der kardiopulmonalen Reanimation zu bedenken sei (American Heart Association, 2000, zit. n. Köberich, 2007, S. 294).

Als erste „Angehörigenfreundliche Intensivstation" wurde 2007 die Intensivstation des Evangelischen Krankenhauses Hattingen vom Verein Pflege e.V. zertifiziert. Bis zum Jahr 2015 folgten etwa 180 weitere Intensivstationen. Dies ist jedoch, bei fast 1200 Krankenhäusern mit einer Intensivstation bundesweit, noch eine recht niedrige Zahl. Es wäre von großem Vorteil, wenn weitere Kliniken dieses Angebot nutzen würden. Denn auf einer Tagung des Pflege e.V. im November 2012 in Berlin wurde folgendes Resümee der Zertifizierung dargelegt:

- der Besucheransturm nach der Zertifizierung hat sich deutlich entspannt,
- Pflegende werden durch das Verfahren für Bedürfnisse von Angehörigen sensibilisiert,
- Pflegende nehmen sich mehr Zeit für individuelle Begleitung von Angehörigen,
- die Kommunikation zwischen Pflegenden und Angehörigen hat sich deutlich verbessert
- Angehörige sind häufiger Thema bei Dienstübergaben. (Lücke, 2015, S. 7 ff.).

Diese Entwicklungen gehen auf zahlreichen Intensivstationen im deutschsprachigen Raum weiter (Lücke, 2015, S. 8). So gab es im Januar 2018 rund 250 Intensivstationen mit dem Zertifikat „Angehörigenfreundliche Intensivstation" (Stiftung Pflege e.V., 2018).

Laut dem Pflege-Thermometer 2012, haben 10,8 % der insgesamt 535 befragten leitenden Pflegekräften von Intensivstationen in Deutschland angegeben, im Rahmen der Initiative „Angehörigenfreundliche Intensivstation" mit einem Zertifikat ausgestattet zu sein. Weitere 11,2 % wollen sich im Jahr 2012 um ein solches Zertifikat bemühen, sodass zukünftig mit einer größeren Anzahl zu rechnen ist. Dem stehen jedoch fast 72 % gegenüber die aktuell keine derartigen Pläne haben. (Isfort et al., 2012, S. 78).

6 Fazit

Die Begleitung und Integration von Angehörigen ist eine wichtige pflegerische Tätigkeit und ein elementarer Baustein der patienten- und familienorientierten Pflege auf einer Intensivstation. Angehörige gehören zur Umgebung des Patienten und beeinflussen den Krankheitsverlauf positiv. Die Umsetzung konzeptgeleiteter Angehörigenarbeit in Deutschland erscheint jedoch schwierig. Zu oft ist die Betreuung der Angehörigen von Sympathie oder Antipathie zwischen der zuständigen Pflegekraft und den Angehörigen abhängig. Dies bestätigt auch das Ergebnis der Befragung unter 1497 Intensivpflegekräften, dass 63 % der Befragten angaben, im Team sehr unterschiedliche Meinungen in Bezug auf den Umgang mit Angehörigen zu haben. (Abt-Zegelin et al., 2006). Daher ist es dringend erforderlich dieses Thema verstärkt in den Mittelpunkt zu stellen und die Notwendigkeit einer professionellen Arbeit mit den Angehörigen im Auftrag des Patienten zu verinnerlichen.

Darüber hinaus muss die Schulung aller Mitarbeiter in der Gesprächsführung mit den Angehörigen zukünftig vorangetrieben werden. Gerade die Verbesserung der kommunikativen Fähigkeiten der Pflegenden ist bei der Umsetzung der familienorientierten Pflege ein wichtiges Element. Nur eine sich sicher fühlende und somit auch so auftretende Pflegekraft kann die Angehörigen in der für sie fremden Welt der Intensivstation kompetent und professionell begleiten und anleiten.

Unerwähnt blieb bisher die Problematik des ungenügenden Personalschlüssels einer Intensivstation. Laut Deutschem Institut für angewandte Pflegeforschung (Isfort et al., 2012) steigen nachweislich Arbeitsverdichtung, Personalmangel und erhöhte Patientenfluktuation auf deutschen Intensivstationen. Die ganzheitliche Betreuung der zu pflegenden Patienten bedarf so viel Zeit und Aufwand, dass zeitgleich eine individuelle Begleitung der Angehörigen fraglich bzw. nahezu unmöglich ist. Daher ist für eine adäquate Angehörigenintegration eine Aufstockung des Personalschlüssels unumgänglich. Gerade in den ersten Tagen der Behandlung des Patienten auf der Intensivstation ist die Betreuung der Angehörigen sehr zeitintensiv. Im weiteren Verlauf können Angehörige durchaus einzelne Pflegemaßnahmen selbständig durchführen und eine Entlastung für Pflegenden darstellen. Der Aufenthalt eines Patienten kann durch integrierte Angehörige verkürzt werden. Daher unterstellt der Verfasser, dass durch die resultierende kürzere Liegezeit der Patienten und infolgedessen die mögliche Behandlung einer größeren Patientenzahl die steigenden Personalkosten unter Umständen wieder ausgeglichen werden können. Diese Annahme wird durch eine randomisierte Studie an fünf Kliniken der Universität Pittsburgh bestätigt: Die Betreuung der Angehörigen verkürzt den Aufenthalt der Patienten auf einer Intensivstation (White et al., 2018, zit. n. Bundesärztekammer, 2018).

Mit der Frage „Was benötigen die Teams auf Intensivstationen, um Angehörige begleiten zu können?" beschäftigen sich aktuell Juchems und Brendt von der Stiftung Pflege e.V. Im

Rahmen einer Online-Umfrage soll herausgefunden werden, was Mitarbeitende einer Intensivstation für eine gute Angehörigenbegleitung benötigen. Ziel soll es sein, auf Basis der Ergebnisse, Empfehlungen für die Kliniken zu geben, wie Ihre Rahmenbedingungen zur Angehörigenbegleitung verbessert werden können. Die Ergebnisse sollen voraussichtlich Ende Juli 2018 veröffentlich werden.

Bezugnehmend auf die eingehende Fragestellung lässt sich festhalten, dass Empfehlungen zur angehörigenfreundlichen baulichen Ausstattung durchaus umgesetzt und Konzepte der Informationsbroschüre oder des Intensivtagebuchs implementiert sind. Hingegen finden Familienkonferenzen oder aktive Angehörigentelefonate bisher keinen oder nur geringen Zugang auf deutschen Intensivstationen. Die beschriebenen positiven Ergebnisse der „Leuchtturmprojekte" sollten zum Anlass genommen werden, sich mit der Thematik Angehörigenarbeit auf Intensivstationen näher zu beschäftigen. Besuche können so für die Angehörigen ein wenig angenehmer gestaltet werden. Dies kommt wiederum den Patienten zugute.

Abschließend und zusammenfassend sollte jede Intensivstation in Deutschland folgende Aspekte berücksichtigen:

- Umsetzung der Empfehlungen der DIVI zur angehörigenbezogenen Gestaltung einer Intensivstation
- offene und individuelle Besuchszeitregelung und Besuche auch für Kinder
- Bereithaltung einer Informationsbroschüre
- Einsatz eines Intensivtagebuchs
- Durchführung von Familienkonferenzen
- Implementierung des aktiven Angehörigentelefonats
- Rahmenbedingen zur Anwesenheit von Angehörigen bei einer Reanimation gestalten und die AACPR ermöglichen

Sofern diese Aspekte im Alltag berücksichtigt und umgesetzt werden steht einer Intensivstation die Zertifizierung als eine „Angehörigenfreundliche Intensivstation" durch die Stiftung Pflege e.V. nichts mehr im Weg. Dies sollte das Ziel aller Pflegenden einer Intensivstation sein.

Literaturverzeichnis

Abt-Zegelin, A., Juchems, S., Laible, J. & Mayer, H. (2006). Besuchsregelungen auf Intensivstationen in deutschen Krankenhäusern – ausgewählte Ergebnisse der Befragung von Pflegenden. Abgerufen am 12.05.2018 von https://qualitaetsmanagement.charite.de/fileadmin/user_upload/microsites/sonstige/qualitaetsmanagement/Brosch%C3%BCren/Besuchsregelungen-Intensivstationen-Befragung-Stiftung-Pflege.pdf

Bartel, D. (2007). Beraten in der Pflege. *CNE.fortbildung, 4*, (3), 1 – 16.

Bergh van den, H. & Wild, D. M. G. (2015). Palliativmedizin – Über das Lebensende reden auf der Intensivstation. *AINS Anästhesiologie Intensivmedizin Notfallmedizin Schmerztherapie*, 50, 56 – 63.

Bless, A. (2008). Angehörigenbetreuung auf der Intensivstation. *Pflegewissenschaft*, 11, 523 – 529

Blum, K., Offermanns, M. & Perner, P. (2007). Krankenhaus Barometer kompakt. Umfrage 2007. Abgerufen am 13.05.2018 von https://www.dki.de/sites/default/files/downloads/krankenhaus-barometer-2007-kompakt.pdf

Bundesärztekammer (2018). Intensivmedizin: Betreuung der Angehörigen verkürzt in Studie Aufenthalt der Patienten. Abgerufen am 10.06.18 von https://www.aerzteblatt.de/nachrichten/95455/Intensivmedizin-Betreuung-der-Angehoerigen-verkuerzt-in-Studie-Aufenthalt-der-Patienten

Bundesministerium für Familie, Senioren, Frauen und Jugend (2018). Referentenentwurf. Ausbildungs- und Prüfungsverordnung für die Pflegeberufe. Abgerufen am 13.05.2018 von https://www.bundesgesundheitsministerium.de/fileadmin/Dateien/3_Downloads/Gesetze_und_Verordnungen/GuV/P/180322_RefE_PflAPrV.pdf

Bone, H.-G., Ortmann, J. & Freyhoff, J. (2013). Angehörige auf der Intensivstation. *Intensivmedizin up2date, 9*, 39 – 49.

Büker, C. (2015). *Pflegende Angehörige stärken: Information, Schulung und Beratung als Aufgaben der professionellen Pflege* (2. Aufl.). Stuttgart: Kohlhammer.

Burholt, V. (2010). Angehörige auf der Intensivstation – welche Bedürfnisse haben sie? *Intensiv, 18*, 198 – 203.

Deutsche Interdisziplinäre Vereinigung für Intensiv- und Notfallmedizin (2014). Bessere Genesungschancen - DIVI möchte Angehörige mehr einbinden. Abgerufen am 05.06.2018 von https://www.divi.de/pressemeldungen-nach-themen/kinder-jugendliche-und-familie/55-141101-pressemeldungen-divi-angehoerigeneinbindung/file

Gabler Wirtschaftslexikon (o.J.) Angehörige. Abgerufen am 29.03.2018 von https://wirtschaftslexikon.gabler.de/definition/angehoerige-28465

Genzwürker, H. & Ellinger, K. (2005). Darstellung der Transportmittel. In: Ellinger, K., Denz,

C., Genzwürker, H. & Krieter, H. (Hrsg.). *Intensivtransport. Orientiert am Curriculum der DIVI* (S. 15 - 21). Köln: Deutscher Ärzte-Verlag.

Gnass, I. (2009). Kinder als Angehörige integrieren. *PflegenIntensiv, 6* (1), 6 – 10.

Häußler, A. (2015a). Besuchszeiten regeln oder nicht? (Teil 1). *Intensiv, 23*, 128 – 132.

Häußler, A. (2015b). Besuchszeiten regeln oder nicht? (Teil 2). *Intensiv, 23*, 184 – 189.

Hannich, H.-J., Knück, D., Nydahl, P. Ullrich, L. & Wilpsbäumer, S. (2015). Kommunikation mit kritisch Kranken und ihrem Umfeld. In: Ullrich, L. & Stolecki, D. (Hrsg.). Intensivpflege und Anästhesie (3. Aufl.) (S. 124 - 136). Stuttgart: Thieme.

Harm, A. & Hoschek, M. (2015). Österreichischer Demenzbericht 2014. Abgerufen am 29.03.2018 von https://goeg.at/sites/default/files/2017-06/ oesterreichischer_demenzbericht_2014.pdf

Isfort, M., Weidner, F. & Gehlen, D. (2012). Pflege-Thermometer 2012. Eine bundesweite Befragung von Leitungskräften zur Situation der Pflege und Patientenversorgung auf Intensivstationen im Krankenhaus. Abgerufen am 21.04.2018 von http://www.dip.de/fileadmin/data/pdf/projekte/Pflege_Thermometer_2012.pdf

Jorch, G., Kluge, S., König, F., Markewitz, A., Notz, K., Parvu, V., Quintel, M., Schneider, D., Sybrecht, G.W. & Waydhas, C. (2010). Empfehlungen zur Struktur und Ausstattung von Intensivstationen. Abgerufen am 29.03.2018 von https://www.divi.de/empfehlungen/publikationen/intensivmedizin/399-empfehlungen-zur-struktur-von-intensivstationen-langversion/file

Kanton Zürich (o.J.). Infos für Angehörige. Abgerufen am 29.03.2018 von https://ipw.zh.ch/internet/gesundheitsdirektion/ipw/de/patienten_angehoerige/infos_fuer_ angehoerige.html

Keim, C., Maier, J., Naef, R. & Massarotto, P. (2018). Vom passiven zum aktiven Angehörigentelefonat. *Intensiv, 26*, 14 – 18.

Köberich, S. (2005). Anwesenheit von Angehörigen während einer kardiopulmonalen Reanimation. *Intensiv, 13*, 215 – 220.

Köberich, S. (2007). Erfahrungen deutschsprachiger Intensiv- und Anästhesiepflegekräfte mit der Angehörigenanwesenheit während der kardiopulmonalen Reanimation. *Intensiv, 15*, 294 – 298.

Knück, D. & Nydahl, P. (2008). Das Intensivtagebuch in Deutschland. *Intensiv, 16*, 249 - 255.

Kornberg, J. (2015). Belastung oder Hilfe? *Intensiv, 23*, 93 – 99.

Lücke, S. (2015). „Angehörige sind überlebenswichtig". *PflegenIntensiv, 12* (4), 7 – 11

Maier, J. (2010). Das aktive Angehörigentelefonat. *PflegenIntensiv, 7* (4), 28 – 31.

Melber, H. (2009). Reanimation – Angehörige bitte draußen bleiben? *Die Schwester Der Pfleger, 09*, 536 – 538.

Metzing, S. & Osarek, J. (2000). Besuchszeitregelung auf Intensivstationen. Eine

Literaturrecherche englischsprachiger Veröffentlichungen von 1984 – 1998. *Pflege, 13,* 242 – 252.

Millar, B. & Burnard, P. (2002). *Intensivpflege – High-touch und High-tech. Psychosoziale, ethische und pflegeorganisatorische Aspekte.* Bern: Hans Huber.

Nydahl, P. (o.J.). Intensivtagebuch. Professionelle. Abgerufen am 29.05.2018 von http://intensivtagebuch.de/Intensivtagebuch/Professionelle.html

Nydahl, P., Bäckmann, C., Bereuther, M. & Thelen, M. (2014). Gut investierte Zeit. *PflegenIntensiv, 11* (2), 38 – 42.

Pross-Löhner, C. (1998). Architektur im Intensivbereich. Abgerufen am 28.02.2018 von http://www.zwai.net/pflege/Intensiv/Journal/Intensivpflege/Architektur_im_Intensivbereich_-_Teil_2

Rest, F. (2006). *Sterbebeistand, Sterbebegleitung, Sterbegeleit* (5. Aufl.). Stuttgart: Kohlhammer.

Reuß, Y., Walter, C., Ortner, N. & Ewers, A. (2017). „Heute war ich bei Papa". *Intensiv, 25,* 70 – 76.

Statistisches Bundesamt (2017). Gesundheit. Grunddaten Krankenhäuser 2016. Abgerufen am 29.03.2018 von https://www.destatis.de/DE/Publikationen/Thematisch/Gesundheit/Krankenhaeuser/GrunddatenKrankenhaeuser2120611167004.pdf?__blob=publicationFile

Stiftung Pflege e.V. (2018). Übersicht teilnehmende Stationen. Abgerufen am 02.06.2018 von http://www.stiftung-pflege.info/stiftung/wp-content/uploads/Liste-ZertifikateNeuHomepage-2.pdf

Walle, A. (2004). Pflegen mit Angehörigen. *Intensiv, 12,* 156 – 173.

Zegelin, A. (2016). Angehörige willkommen heißen. *PflegenIntensiv, 13* (3), 22 – 25.

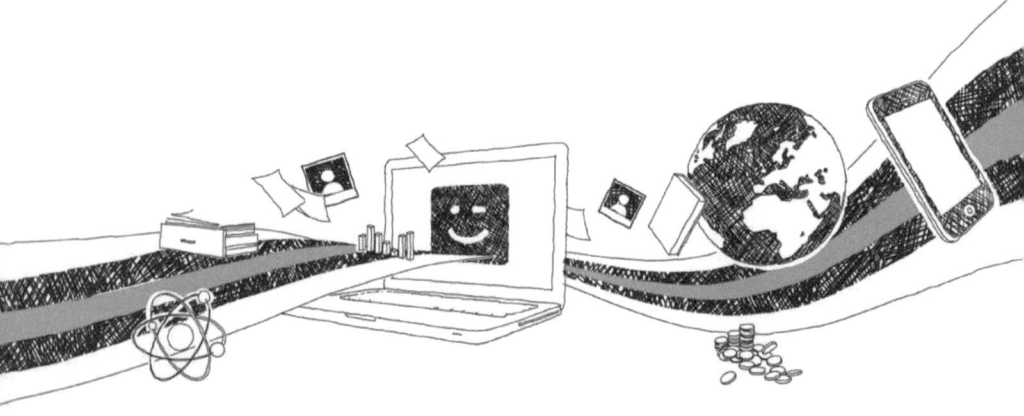
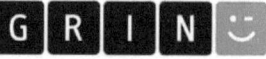